AF509820

MÉMOIRE SUR LE VOMISSEMENT DU CHEVAL ;

Par M. VALTAT, vétérinaire à Paris.

———

Messieurs,

Nous venons vous rendre compte d'un mémoire que vous a adressé M. Valtat, vétérinaire à Paris, sur le vomissement dans le cheval, et que vous nous avez chargés d'examiner, M. Girard votre président d'honneur, M. Delaguette et moi.

Voici en quelques lignes toute la substance du travail de M. Valtat :

1° *Le vomissement, dans le cheval, n'est point nécessairement un accident mortel ;*

2° *Loin d'indiquer la rupture de l'estomac, il accuse au contraire l'intégrité parfaite de ce viscère. Il peut être une crainte, une cause de la rupture de l'estomac, mais il n'est point le signe certain qui l'annonce ;*

3° *Le vomissement dépend d'une irritation soit aiguë, soit chronique de l'estomac et dont la cause initiale n'est pas toujours facile à déterminer ;*

4° *Enfin, dans le cas de vomissement, on doit surtout tenir compte, pour le pronostic, de l'état symptomatique général qui trompe beaucoup moins que l'acte morbide du vomissement.*

Nous nous proposons d'appeler l'attention de la Société sur chacune de ces propositions.

1° *Le vomissement n'est point un accident mortel ;* cela est incontestable. Cette première proposition n'est que l'expression de faits nombreux observés par beaucoup de vétérinaires. Votre président d'honneur, M. Girard, dans son beau mémoire lu à l'Institut le 5 février 1810, a, l'un des premiers, fixé l'opinion des vétérinaires sur ce point. Aujourd'hui, cette opinion repose solidement assise sur une masse considérable de faits aussi authentiques que concluants. Nous en citerons quelques-uns.

1847

MM. Girard père (1), Desplas jeune (2), Cesar (3), Duchemin (3), Gélin (3), Drouard (3), Damoiseau (3), Belliard (3), Rigot aîné (3), Barrier père (3), Grognier (3), Lionnet (4), Miquel (5), Berthe (6), Bouley jeune (7), Veilhan (8), Taiche (9), Dandrieux (10), Colomb (11), Forthomme (12) et Martin (13) ont fait connaître plusieurs cas de vomissements suivis de guérison parmi lesquels il en est quelques-uns qui se sont reproduits d'une manière intermittente.

Nous citerons, en outre, cinq ou six observations inédites que notre honorable collègue M. Vatel, nous a communiquées, et desquelles il résulte que plusieurs chevaux ont vomi, quelquefois même assez abondamment, sans que cet accident leur ait été funeste.

N'oublions pas non plus de mentionner les cinq cas de vomissements, suivis également de guérison, observés par l'auteur du mémoire qui nous occupe.

Enfin, on pourrait ajouter, si cela était nécessaire, les faits analogues recueillis par M. Volumard et qui sont au nombre de dix environ, d'après M. Valtat.

Nous pensons que la Société trouvera comme nous que ces citations sont plus que suffisantes.

2° *Le vomissement n'est point le signe de la rupture de l'estomac; il serait même impossible si cette lésion du viscère existait.*

Ici, il y a deux choses distinctes à examiner. Voyons en premier lieu si le vomissement accuse infailliblement la déchirure de l'estomac.

A. *D'abord :* Chez tous les animaux dont le vomissement a été suivi de guérison, l'estomac, vraisemblablement, sûrement même

(1) *Mémoire sur le vomissement* du 5 février 1810.
(2) *Instructions vétérinaires,* t. IV, année 1793, p. 296.
(3) *Correspondance de Fromage de Feugré,* 1811, t. III, p. 219.
(4) *Nouvelle Bibliothèque médicale,* 1823, p. 454.
(5) *Journal pratique de médecine vétérinaire,* 1826, p. 206.
(6) *Ibid.,* 1827, p. 289.
(7) *Anatomie de M. Girard,* 4ᵉ édition, t. II, p. 571.
(8) *Recueil de médecine vétérinaire,* 1828, p. 460.
(9) *Journal de médecine vétérinaire pratique,* janvier 1831, p. 19.
(10) *Recueil de médecine vétérinaire,* 1832, p. 443.
(11) *Ibid.,* 1835, p. 298.
(12) *Journal théorique et pratique,* septembre 1835, p. 278.
(13) *Recueil de médecine vétérinaire,* 1844, p. 827.

n'avait aucune déchirure. Donc, le vomissement n'a pu être le signe de ce qui n'existait pas.

Ensuite : Cette conclusion est au moins aussi rigoureuse pour tous les chevaux morts à la suite de vomissements et dont l'autopsie n'a constaté aucune rupture de l'estomac. A cet égard, la simple énumération de quelques faits appuiera mieux que nos paroles cette première partie de la seconde proposition du mémoire de M. Valtat.

Lafosse (1), Varin (2), Damoiseau (2), Paul (2), Lombard (2), Perrier (2), Cholet (2), Prulhot-Darson (2), Schopach (2), Charlot (3), Veilhan (4), Caramija (5), Berthe (6), Dupuys (7), nos honorables collègues Bouley aîné (2), Vatel (8) et Renault (9), MM. Leblanc (10), Royers de Londres (11) et Rey (12), professeur à l'Ecole vétérinaire de Lyon, ont publié des exemples de vomissements sans qu'il y ait eu la moindre rupture de l'estomac.

M. Girard a rapporté dans son mémoire plusieurs cas semblables de vomissements et qui avaient été observés, soit par lui, soit par Chabert, Verrier et M. Huzard fils.

Nous mentionnerons encore plusieurs faits analogues recueillis par M. Vatel, et qui n'ont reçu jusqu'à ce jour aucune publication.

Est-il nécessaire d'ajouter, que dans les vomissements qui dépendent d'une maladie de l'œsophage, consistant, anatomiquement, en une dilatation de ce conduit avec ou sans rupture de sa paroi contractile, le rejet des aliments par les naseaux ne peut être en aucune façon le signe de la déchirure de l'estomac.

Nous faisons cette remarque, seulement pour ordre, attendu que nous ne voulons nous occuper ici, que du vomissement qui a sou

(1) *Dictionnaire raisonné d'hippiatrique*, article Hernie.
(2) *Correspondance de Fromage de Feugré*, 1811, t. III, p. 212.
(3) *Journal de médecine vétérinaire et comparée*, 1827, p. 128.
(4) *Recueil de médecine vétérinaire*, 1828, p. 460.
(5) *Ibid.*, 1841, p. 564.
(6) *Journal pratique de médecine vétérinaire*, 1827, p. 296.
(7) *Ibid.*, 1826, p. 10.
(8) *Ibid.*, 1827, p. 139.
(9) *Recueil de médecine vétérinaire*, 1828, p. 352.
(10) *Journal des progrès des sciences zooïatriques*, 1836, p. 263.
(11) *Ibid.*, 1836, p. 289.
(12) *Recueil de médecine vétérinaire*, 1843, p. 126.

point de départ dans une lésion quelconque de l'estomac; le seul dont il soit question dans le mémoire de M. Valtat.

B. Le vomissement peut-il encore s'effectuer alors qu'il y a rupture de l'estomac ? Il est difficile de résoudre péremptoirement cette question. Pourtant, et sans vouloir nous prononcer à cet égard, nous dirons qu'une lecture sérieuse des diverses observations qui ont été publiées sur le vomissement, ne nous a pas éloignés de partager la manière de voir de M. Valtat, qui, du reste, n'a fait que reproduire les opinions d'un de vos commissaires, M. Delaguette, qui s'exprimait ainsi il y a plus de vingt ans : « Le vomissement, dans les mono-« dactyles, est souvent la cause de la rupture de l'estomac, mais il la « précède toujours et, *dans tous les cas*, il cesse lorsque la rupture « est opérée (1). »

Toutefois, dans le cas de rupture incomplète, le vomissement n'est pas absolument impossible, si la muqueuse reste intacte au milieu de la déchirure des autres membranes (2).

Quelque désir que nous ayons d'abréger, nous ne pouvons pourtant pas passer sous silence les idées de Lafosse sur le vomissement du cheval.

On sait que pour cet hippiâtre, le vomissement était le signe pathognomonique de la rupture de l'estomac. C'est là une grave erreur, comme nous venons de le voir et comme tout le monde le reconnaît, sans en excepter Lafosse lui-même, qui a vu un cas de vomissement sans ruptnre à l'autopsie. Nous n'en eussions donc point parlé, si, récemment on n'eût point essayé de ressusciter l'opinion depuis longtemps morte et bien morte du célèbre hippiâtre. Un jeune vétérinaire de mérite a consigné dans le *Recueil de médecine vétérinaire* (3), un cas de vomissement dans le cheval, qu'il a fait suivre de réflexions, mais complétement, mais radicalement erronées.

Nous vous demanderons, Messieurs, la permission d'opposer les faits rigoureux que nous n'avons fait que citer aux opinions plus que hasardées que nous allons vous faire connaître. Ce n'est point une

---

(1) *Recueil de médecine vétérinaire*, 1825, p. 8.

(2) *Notice sur le vomissement*, par M. Girard. —Observation de M. Bouley jeune.

(3) *Recueil de médecine vétérinaire*, 1839, p. 261.

opinion isolée qu'il s'agit de refuter, c'est toute une vieille théorie tirée de ses cendres qu'il faut détruire.

D'après cette théorie :

« Quand l'estomac est distendu outre mesure, rien ne peut sortir « par l'orifice cardiaque, pas même l'air ; c'est ce que l'expérience « démontre.

« Le rejet des aliments ne peut se faire qu'àprès la rupture de « l'estomac.

« Dans le cas d'indigestion stomacale avec rejet des aliments par « le nez, on doit pronostiquer la mort et abandonner tout traite- « ment. »

Trois graves assertions, trois graves erreurs.

Nous n'avons, quant aux deux dernières, absolument rien à dire. Les cas heureux de vomissement, et ceux qui ayant été funestes, n'ont présenté aucune rupture de l'estomac, sont des arguments sans réplique auxquels nous renvoyons Lafosse ou plutôt ses héritiers directs par les idées qu'ils reproduisent.

La première assertion seule, vaut la peine qu'on s'y arrête.

Quand l'estomac est distendu outre mesure, vous prétendez que rien ne peut sortir par l'orifice cardiaque, pas même l'eau ! Eh bien, nous n'opposerons à ces *inductions à priori* que des *déductions pratiques*, c'est-à-dire des faits, toujours des faits ; c'est une façon de raisonner que nous préférons à toute autre.

« L'estomac occupait à lui seul tout l'hypochondre et le flanc « gauches. Ce viscère offrait un volume énorme, triple au moins de « celui d'un estomac moyennement distendu. Il renfermait 21 litres « de liquide semblable en tout à celui rendu par le vomissement « (15 litres au moins avaient été vomis). Son intérieur ne présentait « rien de particulier que l'effacement des plis du sac gauche et la « flacidité de la membrane charnue de l'orifice cardiaque. » (Observation de M. Renault, déjà citée.)

« L'estomac ballonné est rempli d'une grande quantité de liquide; « le cardia est béant. » (Observation de M. Damoiseau, *Journal théorique et pratique*, juin 1830.)

« ..... Ce liquide, entièrement semblable aux breuvages admi- « nistrés et dont la quantité pouvait être évaluée à *quinze litres*, dis- « tendait *énormément* l'estomac et séjournait en totalité dans son

« intérieur. L'orifice œsophagien était assez ouvert pour y laisser
« passer le doigt. » (Observation de M. Caramija, déjà citée.)

« ..... L'estomac était tendu et dilaté au point de contenir un seau
« d'eau. » (Lafosse, *loco citato*, p. 387.)

« Estomac très-volumineux, rempli de matières délayées. — La
« pression, sur ce viscère, faisait sortir ces matières plus librement
« par l'œsophage que par le pylore. — Parois membraneuses du
« même organe, de l'intestin ainsi que de l'extrémité gastrique de
« l'œsophage décolorées, molles et peu résistantes. » (M. Girard
père, mémoire cité, page 23.)

« Estomac distendu outre mesure par des gaz. — Extrémité gas-
« trique de l'œsophage très-dilatée. — Muqueuse et musculeuse de
« l'estomac un peu pâles et flasques. » (Observation de M. Leblanc,
déjà citée.)

Passons aux expériences.

Toutes les expériences qu'on dit avoir faites, sont, à peu près, sans
valeur. Est-ce que l'estomac du cheval qui vomit n'est point dans
des conditions que toutes les expériences ne sauraient reproduire ?
Et l'élément nerveux donc, que vous oubliez de faire entrer dans les
données du problème, le comptez-vous pour rien ? N'est-ce point
un phénomène purement nerveux que le vomissement chez l'homme,
occasionné par les mouvements d'un navire, la valse, la balan-
çoire, le transport rapide et à reculons dans une voiture, l'aspi-
ration dans la bouche d'une fumée narcotique, de celle du tabac, par
exemple, à laquelle on n'est pas habitué ?

Et puis, nous ne voyons vraiment pas ce qu'on peut répondre à
cela : Les expériences ont démontré, à ce qu'on prétend du moins,
que rien ne peut sortir de l'estomac par le cardia, qui est d'autant
plus hermétiquement fermé que la distension du viscère est plus
grande ; eh bien ! dans beaucoup de cas de vomissements, l'autopsie
a constaté, malgré les expériences : que la membrane charnue de
l'*orifice cardiaque* était *flasque* (Renault) ; que le *cardia* était *béant*
(Damoiseau) ; que l'*orifice œsophagien* était *assez ouvert* pour y
laisser passer le doigt (Caramija) ; que le *cardia* était *béant*, et que
même, la portion gastrique de l'œsophage avait *moins de consis-
tance* que dans l'état normal (Vatel) ; enfin, que l'extrémité gastrique de l'œsophage était très-dilatée, et que les membranes mu-

queuse et musculeuse de l'estomac étaient un peu pâles et flasques (Leblanc).

On a, selon nous, grand tort de conclure du résultat d'expériences d'amphithéâtres, trop souvent imparfaites et sur des organes morts, à ce qui doit se passer au milieu de parties que la vie anime. Ne serait-ce pas une prétention par trop étrange que de vouloir surprendre, à l'aide de moyens si grossiers, si limités, si incomplets, si matériels, le secret de ces phénomènes si insaisissables, si changeants et surtout si merveilleux de simplicité, qui se produisent au sein de toute organisation vivante ! Il est à craindre qu'on n'accommode quelquefois les expériences à la théorie, et qu'on ne fasse dire aux faits que ce qu'on veut bien qu'ils disent. Nous verrons, plus loin, que l'expérimentation nous a fourni des résultats tout contraires à ceux qu'on lui a prêtés.

Mais il est bien temps de passer au troisième point du mémoire de M. Valtat.

3° *La raison déterminante du vomissement est-elle toujours une irritation, soit aiguë, soit chronique, de l'estomac ?* Si l'on consulte les observations de vomissements où l'autopsie a permis d'apprécier l'état des viscères digestifs, l'irritation déterminante qu'on suppose, doit jouer un rôle bien secondaire en présence de ces causes matérielles, de ces obstacles infranchissables, tels que : tumeurs, étranglements, volvulus et invaginations, qui ont dû forcer les aliments ingérés à prendre un cours rétrograde. Dans tous ces cas de vomissements, si l'estomac accuse de l'irritation inflammatoire, c'est qu'il a participé d'une manière directe, et en quelque sorte par continuité de tissus, à l'état de phlogôse que ces obstacles ont amené dans les points du tube digestif qui en étaient le siège.

Pourtant, si par irritation, on entend tout simplement une superexcitation vitale, une sorte de révolte des puissances physiologiques pouvant conduire à l'irritation morbide, à l'inflammation en un mot, mais ne la constituant pas essentiellement, nous sommes très-près de nous entendre ; l'opinion de M. Valtat nous paraît fondée.

Ce n'est point à dire, pour cela, que l'irritation de l'estomac ne puisse donner lieu au vomissement ; nous pensons seulement qu'elle ne doit pas être considérée comme devant être, *dans tous les cas,* la cause première de cet acte morbide, qui, nous l'avons peut-être

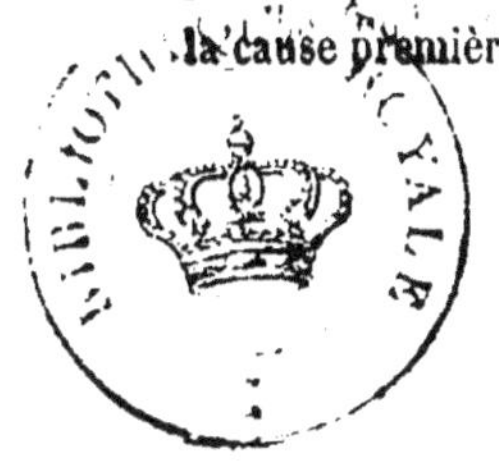

éprouvé nous-mêmes, n'est souvent chez l'homme qu'un phénomène primitivement et complétement nerveux ; c'est-à-dire, n'empruntant sa raison d'être à aucune lésion matérielle de l'estomac.

L'irritation chronique de la muqueuse stomacale, peut aussi être une cause de vomissement. Nous admettons ce point d'étiologie pathologique, sous les réserves que nous venons d'exprimer à l'égard de l'irritation aiguë. Il suffit, pour être de l'avis de M. Valtat, de lire les judicieuses réflexions que le savant Girard fils a consignées sur le tic du cheval, dans le premier volume du *Recueil de médecine vétérinaire*, page 191. On sait que la plupart des chevaux tiqueurs essayent vraiment de vomir ; que quelques-uns, même, rejettent par les naseaux des mucosités abondantes, des liquides et jusqu'à des aliments solides, ainsi que Girard fils, Miquel, Dandrieu, Colomb et Berthe en ont rapporté des exemples. Or, suivant Girard fils, tous les chevaux atteints du tic,—du tic essentiel bien entendu—ont une irritation chronique de l'estomac ; c'est ce que l'autopsie lui a démontré de la manière la plus évidente.

Dans tous les cas, que l'irritation soit aiguë ou chronique, seule elle ne suffit pas à expliquer le vomissement. Elle n'est pas plus la raison nécessaire et suffisante de cet acte morbide que de beaucoup d'autres phénomenes pathologiques tout aussi inconnus dans leur principe ou leur cause efficiente. L'irritation est un élément du vomissement ; mais elle n'est que cela et rien de plus.

Voilà bien pour la cause du vomissement ; mais quel est le mécanisme de ce phénomène morbide ? L'estomac, par la contraction de sa membrane charnue, y prend-il une part quelconque ? Nous n'osons point aborder une question aussi difficile ; et cependant notre tâche ne serait pas complétement remplie , si nous nous abstenions de vous en dire quelques mots.

Selon nous, toute réplétion outre mesure de l'estomac amène d'énergiques contractions du viscère, qui épuisent promptement l'influx nerveux et paralysent l'action musculaire ; aussi, est-ce à ce moment, quand la poche contractile est frappée d'inertie, en quelque sorte, par suite d'incessants et inutiles efforts sur la masse intérieure qui la distend de toutes parts, que les matières stomacales forçant l'étroit passage du cardia peuvent franchir cet orifice, alors relâché ou même béant, et être rejetées au dehors. Tout à l'heure nous donnerons à notre pensée quelques développements qui la renderont plus intelligible.

Ce qui justifie jusqu'à un certain point cette explication brute du phénomène, et ce qui fait supposer que l'influx nerveux est gravement intéressé dans la production du vomissement, c'est cet état d'ivresse, pour ainsi dire, de l'animal: signe rarement trompeur, d'une lésion profonde de l'action nerveuse. Le cheval qui vomit tient la tête bas; allonge le cou; ses yeux sont fixes ou hagards; tout son facies exprime une sorte d'assoupissement cérébral; c'est encore, cette facilité avec laquelle le vomissement s'effectue, rien qu'en soulevant les parois abdominales inférieures, ainsi que l'ont noté Verrier, MM. Girard père, Renault, Bouley aîné et Dupuys. Plus les contractions de l'estomac ont été violentes et soutenues, plus l'enveloppe charnue de l'organe est profondément atteinte dans sa contractililé; elle n'est plus, nous le répétons, qu'une poche flasque, inerte, qui cède au cardia comme partout ailleurs et n'oppose plus aucun obstacle au passage des matières s'effectuant dans un sens rétrograde et sous l'influence des forces compressives de l'abdomen.

Si nous voulions présenter l'ébauche de la théorie du vomissement dans le cheval, voici comment nous essayerions d'expliquer les phénomènes qui constituent cet acte morbide.

Les conditions physiques et vitales du vomissement dans leur ordre de succession et de nécessité sont les suivantes :

1° *Distension extrême de l'estomac ;*

2° *Effacement de la cravate œsophagienne, s'accompagnant de la dilatation du cardia en infundibulum ;*

3° *Paralysie de la tunique charnue ;*

4° *Et concours synergique de la puissance nerveuse et de l'action des muscles expirateurs des parois de l'abdomen.*

Quelques développements, que nous abrégerons le plus qu'il nous sera possible, ne vous paraîtront sans doute point inutiles.

1° La distension outre mesure de l'estomac a quelque chose d'extraordinaire, si on a égard au peu de temps qu'elle exige pour se produire. On se demande comment, dans un aussi court instant que l'espace de quelques heures, par exemple, l'estomac peut, sans se rupturer, se distendre jusqu'à tripler et au delà, sa capacité normale ! C'est que toute rapide que soit cette dilatation, elle est cependant encore graduée dans la manière dont elle s'effectue. La masse intérieure qui la produit n'est point tout à coup volumineuse ; c'est d'une manière insensible qu'elle se gonfle, en quelque sorte ; l'action dilatante qu'elle exerce sur l'estomac est donc lente et graduée. Or, cette action, d'abord puissance effective et réelle, et plus tard obstacle passif, en produisant mécaniquement l'allongement des fibres musculaires, affaiblit peu à peu leur énergie contractile; puis, en continuant toujours, les conduit au dernier terme de leur élongation. Alors, la couche charnue réduite à l'état de membrane extrêmement mince, a promptement épuisé sa force contractile ; elle n'a bientôt plus que l'élasticité de tissu dont profite toujours la distension, mais elle n'a plus rien du muscle pour réagir sur l'effort mécanique qui s'appuie sur elle de toutes parts.

C'est ainsi que nous concevons que l'estomac soit parvenu à se dilater au point de contenir 35 litres de liquide, ainsi que le rapporte M. Renault.

2° L'effacement de la cravate œsophagienne et la dilatation du cardia en forme d'entonnoir, sont une conséquence nécessaire de la distention excentrique et outre mesure de l'estomac. La puissance qui éloigne l'une de l'autre, les parois du viscère, est aussi grande au cardia que partout ailleurs ; et, si dans les premiers moments de réplétion de la poche gastrique, le sautoir œsophagien résiste, il n'en est plus ainsi quand cette réplétion est démesurée. Les parois de l'estomac, par le seul fait de leur distension, entraînent avec elles les deux bandes du sautoir dont elles brisent la direction rectiligne ; et alors, ces bandes charnues, loin d'étreindre le cardia comme entre deux branches de compas, ne le ceignent plus qu'à la manière d'une section d'entonnoir. C'est comme cela que l'orifice œsophagien se transforme en une ouverture *béante et arrondie*.

La dilatation extrême de l'estomac, en détruisant au cardia, et d'une manière toute physique, l'obstacle qui s'opposait à la sortie des matières par l'orifice œsophagien, doit donc être regardée comme la condition principale du vomissement. C'est en effet ce que l'expérience confirme.

Le rapporteur de votre commission, alors qu'il était chargé des travaux anatomiques de l'École d'Alfort a constaté bien des fois, en nettoyant par un courant d'eau les premières portions du tube digestif, qu'il était extrêmement facile de faire sortir par l'œsophage l'eau introduite dans l'estomac par le duodénum : il suffisait, pour cela, d'aboucher un robinet dans cette portion de l'intestin, et de l'y fixer solidement et hermétiquement. L'eau, en arrivant dans l'estomac, le remplissait d'abord, le distendait à vue d'œil, puis évasait le cardia en forme d'entonnoir, puis enfin forçait cet orifice, et s'écoulait au dehors. On avait ainsi une sorte de courant d'eau ou de vomissement continu qui nettoyait l'estomac de toutes les matières qu'il contenait.

Plus d'une fois, il nous est arrivé de produire la déchirure de l'intestin attaché au robinet avant que l'estomac eût rien laissé passer par l'œsophage ; mais nous évitions cet inconvénient en ne laissant à l'estomac que 20 ou 30 centimètres d'intestin bien recouvert partout de son enveloppe séreuse.

Récemment nous avons répété cette expérience à titre de vérification seulement, et nous avons obtenu le même résultat.

Enfin, notre collègue, M. Goubaux, nous a dit avoir observé exactement tout ce que nous avions observé et expérimenté nous-même.

3° Quant à la paralysie momentanée et plus ou moins complète de la tunique charnue, elle est également un résultat à peu près inévitable de l'extrême dilatation de l'estomac. Aucun médecin, et nous employons ce mot dans toute l'étendue de son acception, n'ignore cette loi de dynamique physiologique, que la dilatation excentrique d'un organe creux à parois musculaires, poussée assez loin pour arriver aux extrêmes limites de l'élongation des fibres contractiles, que cette dilatation, disions-nous, en sollicitant des contractions impuissantes et réitérées, en épuisant ainsi l'action vitale par sa continuité même et son impuissance, a pour dernier terme la paralysie de l'enveloppe charnue de l'organe.

4° Dans l'acte du vomissement, l'intervention du système nerveux organique et cérébro-spinal est aussi incontestable que l'action visible des puissances expiratrices de l'abdomen. Ce n'est donc point un phénomène purement local et mécanique que le vomissement ; c'est un acte vital qui exige pour son exécution le concours synergique du système éminent qui distribue la puissance, la conduit, la coordonne et la règle, et de ces moyens d'action qu'on appelle organes contractiles et qui ne sont, à vrai dire, que les détenteurs matériels de la puissance nerveuse.

Telles sont, pour nous, les conditions principales du vomissement.

Nous ne prétendons pas avoir tout expliqué, tant s'en faut; nous n'avons voulu établir qu'une seule chose, à savoir : que la dilatation excessive de l'estomac est la condition par excellence du vomissement dans le cheval en raison du changement tout physique qu'elle produit dans la forme du cardia et de la conséquence physiologique, c'est-à-dire de la paralysie qu'elle amène dans la tunique contractile de l'estomac.

Nous nous sommes appuyés pour émettre cette opinion,

D'abord :

Sur les dispositions anatomiques de l'œsophage à son point de continuité à l'estomac; dispositions d'où il résulte, — dans l'état normal et physiologique bien entendu, — que l'orifice cardiaque est d'autant plus hermétiquement fermé que les contractions de l'estomac sont plus énergiques;

Ensuite :

Sur les expériences de M. Magendie, dans lesquelles l'habile expérimentateur, qui n'a jamais vu l'estomac se contracter dans l'acte du vomissement, est parvenu à produire ce phénomène morbide ; dans le chien, en substituant, à l'estomac, la véssie d'un autre animal.

Sur ce fait incontestable que toute contraction continue, sans même être énergique, épuise rapidement l'action musculaire. Qui de nous n'a point éprouvé cette lassitude extrême du bras et quelquefois d'une persistance assez longue, qui survient promptement rien qu'en portant à la main un poids quelconque et souvent même peu considérable !

Sur cette loi physiologique, que toute élongation outre mesure et d'une certaine durée des fibres musculaires finit par amener la paralysie de ces éléments contractiles ;

Sur la possibilité d'opérer le rejet des matières stomacales par les narines, chez des chevaux déjà fatigués par les efforts du vomissement, au moyen de la pression seule des parois abdominales à l'aide du genou ou de la main ;

Sur nos propres expériences qui démontrent que la dilatation extrême de l'estomac, en transformant le cardia en ouverture circulaire et béante, permet aux liquides de sortir par l'orifice œsophagien ;

Enfin, sur l'état pathologique de l'estomac de chevaux morts à la suite du vomissement. Les autopsies qui ont été faites avec soin, et malheureusement celles-ci ne sont pas nombreuses, ont fait connaître qne l'estomac, considérablement distendu, avait été gravement atteint dans la structure et les autres propriétés physiques de sa membrane contractile.

Maintenant, qu'on explique le mécanisme du vomissement, c'est-à-dire ce qu'il y a de matériel dans ce phénomène et en dehors de l'estomac, de telle ou telle manière, nous n'y attachons qu'une faible importance ; au point de vue où nous devions rester, toute théorie complète du vomissement n'eût point été ici à sa place. Toutefois, et comme cela est favorable à notre façon de voir, disons avec M. Delaguette que l'allongement du cou et l'abaissement de la tête dans le cheval qui se prépare à vomir, en changeant le mode d'ouverture de l'œsophage dans l'estomac, doivent nécessairement favoriser le vomissement. Les expériences de notre collègue (1) sont d'autant plus concluantes que, pour nous, l'estomac dans les chevaux qui vomissent, n'est plus qu'un vase à peu près inerte subissant, sans y opposer la moindre résistance, toutes les modifications de forme et de rapport que toute position de l'animal, que toute traction, que toute force extérieure tend à lui imprimer.

On objectera peut-être à cette hypothèse de l'inertie du réservoir stomacal le vice du tic où il existe des éructations, des rejets de mucosités, et jusqu'à de véritables vomissements. Comment prétendre, dira-t-on, que dans ces cas il y ait abolition ou seulement suspension momentanée des facultés contractiles de l'estomac ?

Cet argument ne détruit point l'opinion que nous avions expri-

____

(1) « J'ai pris, dit M. Delaguette, l'estomac d'un cheval qui venait d'être sacrifié. Une assez longue portion de l'œsophage avait été conservée. L'ouverture pylorique ayant été liée, je le remplis d'une assez grande quantité d'eau ; comprimant cet estomac en tous sens, le fluide ne s'en échappait pas ; mais l'ayant fait maintenir par un aide et ayant saisi l'œsophage que je tirai fortement en différents sens, l'eau sortit par ce canal. » (*Recueil de médecine vétérinaire*, année 1825, p. 10.)

mée. Rien ne prouve que dans le tic essentiel, où l'estomac est évidemment malade, la contractilité de cet organe ne soit point gravement compromise au moment même de l'éructation ou du vomissement. Bien plus, il y a tout lieu d'admettre que lorsque le tic existe depuis un certain temps, que, conséquemment, il a quelque gravité par la répétition fréquente de la mauvaise habitude qui le constitue, le cardia finit par ne plus opposer aucune résistance au passage des gaz et des mucosités ; à la longue, le vice y développe une sorte de spasme ou de paralysie nerveuse qui permet aux aliments ingérés de prendre un chemin rétrograde.

Et puis encore, est-ce que le développement de produits gazeux en abondance au sein de l'estomac n'est point capable d'opérer une dilatation considérable du viscère, et d'amener, dès lors, les conséquences de cette dilatation ? Ne voit-on pas, chez l'homme par exemple, des efforts habituels de défécation finir par dilater le rectum à la manière d'une amphore, et souvent même abolir la contractilité musculaire de cette portion de l'intestin ! La défécation, chez beaucoup de vieillards habituellement constipés, ne s'effectue plus que par les seuls efforts des muscles abdominaux. N'y a-t-il pas là quelque similitude entre ces deux phénomènes ? Dans l'un, l'effort musculaire réagit sur des produits gazeux ; dans le second, il lutte contre une résistance solide. Ici et là, action expulsive, énergique, habituelle, énervante. Il n'y a donc rien de déraisonnable de donner à des actes, pour ainsi dire identiques dans leur mode d'expression physique et dans leur but apparent, des conséquences, des lésions fonctionnelles à peu près analogues. Ces rapprochements n'ont rien qui répugnent à l'esprit du physiologiste.

Si le tic s'accompagne quelquefois de vomissements, ce n'est qu'autant qu'il est déjà ancien et grave, et qu'il trouble assez les fonctions de l'estomac pour amener de véritables indigestions. Alors, toutes les conditions du vomissement ne se trouvent-elles pas réunies ? Les aliments et les produits gazeux distendent l'estomac à un point suffisant pour suspendre l'action nerveuse de la couche charnue et pour que les muscles expirateurs de l'abdomen avec le concours du diaphragme expulsent de la poche gastrique tout ce qu'elle contient.

Non-seulement les produits gazeux distendent l'estomac, mais peut-être encore engourdissent-ils l'action de la membrane charnue, si même ils ne la frappent tout à fait d'inertie. N'est-ce pas, du reste, ce qu'on remarque dans certains accouchements, dans certaines expulsions de délivre, où la décomposition du sang ou de toute autre matière animale, par le dégagement de gaz septiques qui en résulte, éteint si complétement la contractilité de l'utérus, que la main de l'accoucheur ne rencontre plus partout qu'une surface inerte.

Nous avons considéré la dilatatation extrême de l'estomac comme la condition initiale du vomissement ; mais nous ne prétendons pas qu'elle soit pour cela, *dans tous les cas*, ni la plus importante ni la plus nécessaire ; la suspension momentanée de la contractilité musculaire tient peut-être la première place dans les vomissements du tic et dans ceux, — s'il en existe pourtant, — où l'estomac n'est pas distendu outre mesure.

Cette restriction à la règle que nous avons admise s'explique par cette considération, que le vomissement pourrait encore vraisemblablement se produire, bien que l'estomac ne soit que moyennement distendu, si toutefois la contractilité musculaire de l'organe était ou suspendue ou momentanément abolie.

Cette concession une fois faite, nous disons que la distension démesurée de l'estomac est la condition capitale du vomissement, et que la paralysie ne vient que bien en seconde ligne. En effet, cette distension a pour conséquence inévitable de changer l'ouverture hermétique du cardia en une ouverture facilement pénétrable, et d'affaiblir considérablement la puissance musculaire de la tunique charnue, puisque nous ne supposons pas, pour un instant, l'abolition complète de la contractilité. Or, en cet état de dispositions et de vitalité, le vomissement nous paraît encore possible, et ce fameux argument en forme de dilemme : *Si l'estomac se contractait, rien ne sortirait par le cardia ; donc il ne se contracte pas quand l'animal vomit*, ne nous semble point concluant. Ce raisonnement n'a qu'un tort, c'est de poser un principe douteux comme une vérité incontestable. Nous allons essayer de le démontrer. Fixons d'abord ce qui est, afin de déduire juste ce qui doit se produire : Estomac énorme et par cela même très-accessible à l'action des puissances compressives de l'abdomen ; ouverture cardiaque dilatée ; contraction de la membrane charnue, *intermittente* là comme toute action musculaire, et *faible* en raison de l'extrême élongation des fibres charnues. Voilà ce qui existe. Maintenant, faites intervenir un effort de vomissement. Quel est l'obstacle, le seul qui barre le passage aux matières qui tendent à forcer l'orifice œsophagien ? Il est tout entier dans le cardia, dans la contraction des plans et anneaux musculaires qui le constituent. Mais cette contraction est très-faible ; elle peut donc être vaincue. Mais elle est intermittente, elle peut donc être surprise ; et dans un de ses temps de repos, fût-il indivisible, tant serait courte sa durée, les puissances compressives de l'abdomen peuvent bien, alors qu'elles n'ont plus d'antagonisme, exprimer l'estomac et le dégorger brusquement et convulsivement par l'œsophage, absolument comme dans les cas où le cardia a perdu toute puissance d'opposition expulsive.

Nous persistons à penser que l'ébauche théorique que nous avons présentée sur le vomissement dans le cheval répond d'une manière assez satisfaisante aux principales questions que soulève ce phénomène fonctionnel et morbide.

Nous voici amenés au dernier point du mémoire de M. Valtat.

4° *Doit-on tenir plus de compte de l'état symptomatique général que du vomissement lui-même, pour se prononcer sur l'issue de l'accident ?* — Nous répondrons que dans tous les cas le pronostic est grave, mais qu'évidemment on doit prendre en grande considération l'état symptomatique du sujet. Voici comment nous entendons qu'on doit en tenir compte : Des vomissements se manifestent et durent plus ou moins longtemps ; puis, comme l'a très-bien fait remarquer notre collègue M. Delaguette dans les observations qu'il a publiées, il cesse tout à coup, mais les symptômes s'aggravent ou de nouveaux apparaissent, tels que les sueurs froides, les tremblements musculaires des épaules et du grasset, la dilatation des pupilles, l'accélération extrême de la respiration, la stupeur, etc. Oh ! alors, la mort est prochaine ; on peut la prédire avec certitude. Ou bien encore, les vomissements continuent parce que la rupture de l'estomac ne s'est pas produite ; mais, comme l'a si bien décrit M. Renault, dont nous empruntons à peu près les paroles, aux coliques ininterrompues succède ce calme sinistre, signe certain de lésions profondes et mortelles ; le corps se couvre d'une sueur froide et abondante ; les extrémités deviennent glacées ; l'œil, morne, abattu et sans regard, prend une étrange expression de fixité ; les battements du cœur se précipitent et heurtent la poitrine avec violence ; la respiration redouble de vitesse ; les forces s'épuisent ; le pouls s'efface ; la vie s'éteint doucement, sans secousses, ou bien elle se brise dans un dernier et suprême effort. Dans ce cas-ci encore, on peut annoncer la mort sans aucune crainte.

Que si, au contraire, les désordres fonctionnels ne s'aggravent pas ; si même les coliques diminuent de violence sans que l'habitude extérieure, l'état du pouls et la respiration se modifient en mal ; il n'y a pas à désespérer de l'animal. Un effort sublime de la nature, comme dit M. Valtat, un dernier vomissement, par exemple, peut le sauver de tout danger.

Une dernière réflexion avant de finir.

Y a-t-il un mode de traitement spécial pour les cas de vomissements ? doit-on attendre ou agir ? s'abstenir de toute évacuation sanguine ou saigner ? proscrire l'émétique ou en ordonner l'emploi ? faire usage des purgatifs ou les repousser comme dangereux ? recourir à l'éther, aux opiacés qui endorment et calment l'estomac, ou condamner cette médication ? Cette partie de l'histoire du vomissement est assez incomplète, et comme elle attend tout ce qui lui manque de l'expérience, il faut en appeler, pour remplir tous les blancs qu'elle présente, aux faits à venir d'expérimentation pratique.

Il reste également beaucoup à faire sur le vomissement dans les animaux domestiques, autres que le cheval. Notre vénérable président d'honneur, dans une notice qu'il a publiée en 1841, et qu'il a annexée à sa dernière édition d'*Anatomie*, a posé les premières bases d'un travail qui exige pour son exécution le concours indispensable du temps qui amène les faits, de l'anatomie agissante qui les explique et du médecin éclairé qui en formule la synthèse.

Nous avons terminé l'examen du mémoire que la Société nous a fait l'honneur de nous soumettre ; il ne nous reste plus à vous dire, Messieurs, que ce mémoire, quoique fort court, est bien fait. Les idées qu'il renferme ne sont pas neuves sans doute, mais elles sont vraies, nous le croyons du moins. Aussi venons-nous vous demander que la Société veuille bien adresser une lettre de remerciment à M. Valtat pour les judicieuses réflexions touchant le vomissement dans le cheval, qu'il a déférées à la sagesse de votre haute appréciation.

Paris. — Imprimerie d'ALEXANDRE BAILLY, rue du Faub.-Montmartre, 10.